Layth Jabbar

A utilização de suplementos de L-carnitina e a sub-infertilidade masculina

Layth Jabbar

A utilização de suplementos de L-carnitina e a sub-infertilidade masculina

ScienciaScripts

Imprint

Cover image: www.ingimage.com

This book is a translation from the original published under ISBN 978-620-2-31884-6.

Publisher:
Sciencia Scripts
is a trademark of
Dodo Books Indian Ocean Ltd. and OmniScriptum S.R.L publishing group

120 High Road, East Finchley, London, N2 9ED, United Kingdom
Str. Armeneasca 28/1, office 1, Chisinau MD-2012, Republic of Moldova, Europe
Printed at: see last page
ISBN: 978-620-8-10883-0

Lista de abreviaturas

Abbreviations	Meaning
NOA	Non-obstructive azoospermia
LH	Luteinizing hormone
FSH	Follicle stimulating hormone
ICSI	Intra cytoplasmic sperm injection
TESE	Testicular sperm extraction
LC	L-Carnitine
TML	6-N-trimethyl lysine
HTML	Hydroxyl trimethyl lysine
TAMBA	4-trimethylaminobutyraldehyde
NAD	Nicotinamide adenine dinucleotide
CoA	Coenzyme A
WBC	White blood cell
ANOVA	Analysis of variance
SPSS	Statistical package for the social sciences

Lista de conteúdos

Resumo

O projeto é composto por 4 capítulos, o primeiro aborda a introdução sobre a infertilidade em termos de tipos, causas, fisiopatologia e tratamento, para além de algumas informações sobre a L-carnitina e a sua utilização no tratamento da sub-infertilidade masculina e a revisão da literatura sobre este tema.

O segundo capítulo aborda os materiais e as informações dos doentes, bem como os dados recolhidos neste trabalho.

O terceiro capítulo aborda os resultados deste trabalho e a comparação com o mesmo trabalho.

No quarto capítulo, são discutidos os resultados deste estudo e as recomendações para os próximos ensaios.

Capítulo 1

Introdução e revisão da literatura

1. Introdução

1.1.Definição

A infertilidade é a incapacidade de um casal sexualmente ativo e não contracetivo de conseguir uma gravidez espontânea no espaço de um ano. [44]

A infertilidade masculina é qualquer problema no homem que diminua as hipóteses de a sua parceira engravidar. Cerca de 13 em cada 100 casais não conseguem engravidar, o que se deve mais frequentemente a problemas nos espermatozóides e a infertilidade masculina é um problema significativo que afecta 7,5% da população masculina. Cerca de 60% destes casos são idiopáticos e estão relacionados com disfunções dos espermatozóides[39] .

1.2. Etiologia

A fertilidade masculina pode ser reduzida em consequência de [45]:

- Anomalias urogenitais congénitas ou adquiridas.
- Doenças malignas da temperatura.
- Infecções do trato urogenital.
- Aumento do escroto (por exemplo, em consequência de varicocele)
- Distúrbios endócrinos.
- Anomalias genéticas.
- Factores imunológicos.

1.3. Diagnóstico

Os exames de rotina incluem análises ao sémen e determinações hormonais. Podem ser necessários outros exames, consoante a situação individual. [14]

1.3.1- Análise do sémen

Na NOA, a análise do sémen mostra um volume de ejaculado normal e azoospermia após centrifugação. Um método recomendado é a centrifugação do sémen a 3000 g durante 15 minutos e um exame microscópico minucioso do sedimento por contraste de fase ótica com uma ampliação de 200x. Todas as amostras podem ser coradas e reexaminadas microscopicamente. [43]

Intervalos normais para a caraterização do sémen [42]:

- Volume (ml) ≥1,5
- PH≥7.2
- Concentração (M/ml) ≥**15**
- Contagem total de espermatozóides (M)≥ 39
- Motilidade (%)≥ **40**
- Morfologia normal (%)≥ 4
- Leucócitos (M/ml)<1,0

1.3.2- Determinações hormonais

Hormona folículo-estimulante (FSH) e hormona luteinizante (LH) e, por vezes, níveis baixos de testosterona.

Geralmente, os níveis de FSH estão correlacionados com o número de espermatogónias: quando as espermatogónias estão ausentes ou marcadamente diminuídas, os valores de FSH estão normalmente elevados; quando o número de espermatogónias é normal, mas existe paragem da maturação ao nível dos espermatócitos ou das espermátides, os valores de FSH estão dentro dos limites normais.

No entanto, para um doente individual, os níveis de FSH não predizem com precisão o estado da espermatogénese porque os homens com histologia de paragem da maturação podem ter FSH normal e volume testicular normal e ainda assim serem azoospérmicos [17][26]

1.3.3- Biópsia testicular

A biópsia testicular pode fazer parte do tratamento com injeção intracitoplasmática de esperma (ICSI) em doentes com evidência clínica de NOA. A extração de esperma testicular (TESE) é a técnica de eleição. A espermatogénese pode ser focal, o que significa que em cerca de 50% dos homens com NOA é possível encontrar espermatozóides e utilizá-los para ICSI. Por isso, a maioria dos autores recomenda a recolha de várias amostras de testículos. Existe uma boa correlação entre a histologia encontrada na biópsia de diagnóstico e a probabilidade de encontrar espermatozóides maduros durante a colheita de espermatozóides nos testículos e a ICSI [1][10]

1.4. Sintomas de infertilidade

Os sintomas dependem do que está a causar a infertilidade:

1-Alteração do crescimento do cabelo

2-Alteração do desejo sexual

3- Dor, "caroço" ou inchaço nos testículos

4-Testículos pequenos e firmes

5- Problemas de ereção e ejaculação [8]

1.5. L-Carnitina

A carnitina (ácido β-hidroxi-γ-N-trimetilaminobutírico, 3-hidroxi-4-N,N,N-trimetilaminobutirato) é um composto de amónio quaternário[21] envolvido no metabolismo da maioria dos mamíferos, plantas e algumas bactérias[7] . A carnitina pode existir em dois isómeros, D- carnitina e Lcarnitina, a carnitina pura é um pó branco, solúvel em água e com baixa toxicidade[16] . A carnitina pode ser sintetizada pela maioria dos seres humanos; cerca de 1 em cada 350 homens é incapaz de a sintetizar devido a causas genéticas no cromossoma X. [4]

A carnitina foi descoberta em 1905 como resultado da sua elevada concentração no tecido muscular. Foi originalmente rotulada de vitamina BT; no entanto, como a carnitina é sintetizada no corpo humano, já não é considerada uma vitamina.[7] A carnitina pode ser sintetizada pela maioria dos seres humanos; cerca de 1 em cada 350 homens é incapaz de a sintetizar devido a causas genéticas no cromossoma X.[33][36] A carnitina está envolvida na oxidação dos ácidos gordos e na deficiência sistémica primária de carnitina. Tem sido estudada para prevenir e tratar outras doenças e é utilizada como um suposto medicamento para melhorar o desempenho. [21]

[20]

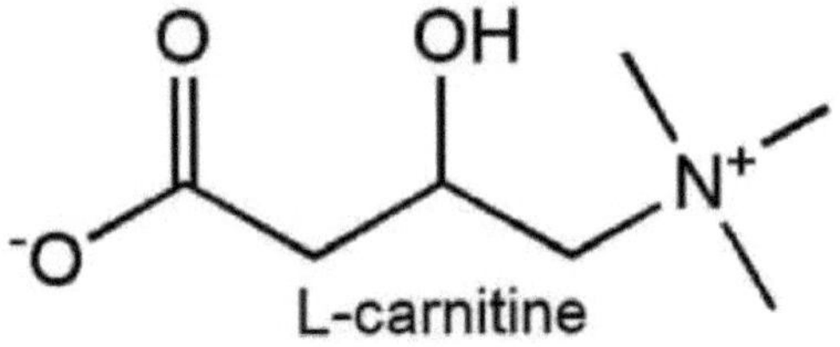

L-carnitine

1.5.1. Papel da L-carnitina

A L-Carnitina (LC) está altamente concentrada no epidídimo e desempenha um papel crucial no metabolismo e maturação dos espermatozóides, está relacionada com a motilidade dos espermatozóides e tem propriedades antioxidantes.

O objetivo desta revisão é resumir os múltiplos papéis desempenhados pelos LC na reprodução masculina e destacar as suas limitações, bem como os seus benefícios no tratamento da infertilidade masculina.

Uma variedade de estudos apoia a conclusão de que a LC em quantidades diárias totais de pelo menos 3 g por dia pode melhorar significativamente tanto a concentração de esperma como a contagem total de esperma entre homens com asteno ou oligoastenozoospermia. Embora muitos ensaios clínicos tenham demonstrado os efeitos benéficos da LC em casos selecionados de infertilidade masculina, a maioria destes estudos sofre de uma falta de controlo por placebo e de um desenho duplamente cego, tornando difícil chegar a uma conclusão definitiva. São necessários estudos adicionais bem concebidos para validar ainda mais a utilização da carnitina no tratamento de doentes com infertilidade masculina, especificamente em homens com sémen pobre[47] .

1.5.2. Biossíntese e metabolismo

Os seres humanos sintetizam a carnitina a partir do substrato TML (6-Ntrimetillysine), que por sua vez é derivado da metilação do aminoácido lisina. A TML é então hidroxilada em hidroxil-trimetil-lisina (HTML) pela trimetil-lisina dioxigenase, o que requer a presença de ácido ascórbico. A HTML é então clivada pela aldose HTML, produzindo 4-trimetilaminobutiraldeído (TMABA) e glicina. O TMABA é depois desidrogenado em gamabutirobetaína, numa reação dependente de NAD+, catalisada pela TMABA desidrogenase. A gama-butirobetaína é em seguida hidroxilada pela gama-butirobetaína hidroxilase em L-carnitina, necessitando de ferro sob a forma de Fe2+.[38]

A carnitina está envolvida no transporte de ácidos gordos

através da membrana mitocondrial, formando um éster de acetilcarnitina de cadeia longa e sendo transportada pela carnitinapalmitoiltransferase
I e carnitinapalmitoiltransferase II.[15] A carnitina desempenha igualmente um papel na estabilização dos níveis de acetil-CoA e de coenzima A, graças à sua capacidade de receber ou ceder um grupo acetilo[46] .

1.5.3. Farmacocinética

- Absorvido no intestino por uma combinação de transporte ativo e diluição passiva.

  As concentrações máximas no sangue são atingidas aproximadamente 3,5 horas após uma dose oral, com uma semi-vida de cerca de 15 horas. [25]
- Armazenado nos músculos esqueléticos, miocárdio, epidídimo, fígado e glândulas supra-renais.
- Eliminado pelos rins. [3]

- A biodisponibilidade variou de 54 a 87%. [34]

1.5.4.Fontes

Os produtos de origem animal como a carne, o peixe, as aves e o leite são as melhores fontes. Em geral, quanto mais vermelha for a carne, maior será o seu teor de carnitina. Os produtos lácteos contêm carnitina principalmente na fração de soro de leite, em pequenas quantidades em relação à carne vermelha. [35][31]

1.5.5.Indicações

1-Desempenho desportivo

Alguns atletas tomam carnitina para melhorar o seu desempenho. No entanto, vinte anos de investigação não encontraram provas consistentes de que os suplementos de carnitina possam melhorar o exercício ou o desempenho físico em indivíduos saudáveis - em doses que variam de 2-6 gramas/dia administradas durante 1 a 28 dias [4][5].

2-Envelhecimento

Pensa-se que o declínio da função mitocondrial contribui para o processo de envelhecimento. A carnitina pode estar envolvida porque a sua concentração nos tecidos diminui com a idade, reduzindo assim a integridade da membrana mitocondrial [2].

3-Doença cardiovascular e arterial periférica

Vários estudos examinaram a eficácia de Carnitina suplementar no tratamento da isquemia cardíaca (restrição do fluxo sanguíneo para o coração) e da doença arterial periférica (cujo sintoma mais importante é a má circulação nas pernas, conhecida como claudicação intermitente) [13][18] 4 - Como profilaxia do cancro. [12]

5-Diabetes de tipo 2

A resistência à insulina, que desempenha um papel importante no desenvolvimento da diabetes de tipo 2, pode estar associada a um defeito na oxidação dos ácidos gordos no músculo. [30]

1.5.6. Carnitina e sistema reprodutor masculino [22]

Um aspeto interessante é a elevada concentração de carnitina que se encontra no trato reprodutor masculino, especialmente no epidídimo, sugerindo o seu papel crucial no metabolismo energético e na maturação dos espermatozóides.

A L-carnitina localizada no epidídimo é derivada do plasma e é ativamente transportada através das células epiteliais para o plasma epididimal. Com base em várias investigações, parece que este processo de transporte ativo pode ser mediado por transportadores específicos de carnitina/catiões orgânicos (OCTNs) localizados no testículo, especialmente no epitélio luminal dos túbulos seminíferos e nas células de Sertoli, e expressos em seres humanos, ratos e ratinhos. O primeiro membro dos OCTNs, OCTN1 (transportador de soluto 22A4), transporta xenobióticos catiónicos, como o tetraetilamónio, e tem uma atividade reduzida no transporte de carnitina. OCTN2 (SLC22A5) é um transportador de carnitina dependente de Na^+, de elevada afinidade (K_m = 4-25 µM). O transportador humano de carnitina CT2 (SLC22A16) e o transportador de carnitina de rato OCTN3 (SLC22A21) transportam carnitina com elevada afinidade (K_m = 20 e 3 µM, respetivamente) de forma independente do sódio. Finalmente, a L-carnitina seria acumulada no interior dos espermatozóides por difusão passiva.

Com base em várias investigações, parece que este processo de transporte ativo é mediado por um transportador específico de carnitina (CT2), localizado no testículo, especialmente no epitélio luminal dos túbulos seminíferos e nas células de Sertoli. Finalmente, a L-carnitina seria acumulada no interior dos espermatozóides por difusão passiva. Uma vez que os espermatozóides do epidídimo são capazes de utilizar ácidos gordos e fosfolípidos como fonte de energia, é provável que a L.camitina actue também aqui como cofator para o transporte mitocondrial e a subsequente oxidação dos ácidos gordos. Além disso, concentrações elevadas desta molécula parecem suprimir a atividade metabólica dos espermatozóides ejaculados (cujo metabolismo é principalmente a glicose), mas não a dos epidídimos, cuja principal fonte de energia é representada pelos ácidos gordos.

1.5.7. Utilização da carnitina na infertilidade masculina O teor de carnitina do líquido seminal está diretamente relacionado com a contagem e a motilidade dos espermatozóides[29][27], , o que sugere que o composto pode ser útil no tratamento da infertilidade masculina.

Vários estudos indicam que a suplementação com carnitina (2-3 gramas/dia durante 3-4 meses) pode melhorar a qualidade do esperma[11][40] , e um ensaio aleatório, duplamente cego e cruzado descobriu que 2 gramas/dia de carnitina tomados durante 2 meses por 100 homens inférteis aumentaram a concentração e a motilidade total e direta dos seus espermatozóides[24] .

Os benefícios relatados podem estar relacionados com o aumento da oxidação mitocondrial dos ácidos gordos (fornecendo mais energia aos espermatozóides) e com a redução da morte celular nos testículos [32].

No entanto, um recente ensaio controlado e aleatório com 21 homens inférteis concluiu que 3 gramas/dia de carnitina tomados durante 24 semanas não produziram aumentos significativos na motilidade dos espermatozóides ou na contagem total de espermatozóides móveis em comparação com o placebo [37].

São necessários estudos maiores e mais cuidadosamente concebidos para avaliar o valor potencial da carnitina como terapia para a infertilidade.

-Num estudo com 101 homens, foi encontrada uma correlação positiva entre o teor de carnitina no sémen e a motilidade, o número e a morfologia dos espermatozóides (p<0,01).[28]

Outro estudo para mostrar a comparação entre a L-carnitina livre seminal e a qualidade do esperma. Foi utilizada uma amostragem de conveniência controlada por casos para avaliar indivíduos do sexo masculino inférteis e férteis. Os grupos foram comparados utilizando o teste t de Student e $p < 0,05$ foi considerado estatisticamente significativo. Os resultados deste estudo sugerem que o nível de L-Carnitina no plasma seminal desempenha um papel essencial na manutenção da fertilidade masculina. No entanto, são necessários estudos mais alargados sobre a população paquistanesa com esta abordagem. [19] A população paquistanesa deve ser objeto de estudos mais alargados com esta abordagem. [19]

Menchini-Fabris GF et al 1984 encontraram uma correlação entre o conteúdo de carnitina no sémen e a motilidade e número de espermatozóides, que também foi testada em 124 pacientes inférteis. Os resultados mostram uma correlação positiva entre a Lcarnitina livre e a contagem de espermatozóides (r = 0,617; P menor que 0,01), entre a Lcarnitina livre e a motilidade dos espermatozóides (r = 0,614; P menor que 0,01), e entre a L-carnitina livre e o número de espermatozóides móveis por mililitro (r = 0,646; P menor que 0,01)[29]

1.5.8.L- Carnitina e toxicidade [23]

Embora muitos estudos tenham fornecido evidências sobre os benefícios clínicos da L carnitina, existem também alguns dados sobre a sua toxicidade. Para além da atividade antioxidante, é necessário ter em conta que os compostos com estruturas químicas que contêm dois ou mais dos seguintes grupos funcionais: -COOH, -OH, -SH, -S-, C = O, -O e grupos amino são conhecidos por apresentarem uma atividade quelante de metais. A este respeito, de facto, a L-carnitina com grupos -COOH e -OH pode atuar como um quelante de metais. mostrou que uma dosagem de 0,5 mg/mL de L-carnitina aumentava significativamente a motilidade dos espermatozóides humanos (5×10^6 cell/mL) após incubação e centrifugação in vitro. No entanto, uma concentração elevada de L-carnitina (50 mg/mL) é tóxica para os espermatozóides e diminui significativamente a sua motilidade. No que se refere à atividade quelante de metais da L_ carnitina, foi demonstrado que a L carnitina pode competir eficazmente pela quelação de iões de cálcio. De facto, o efeito prejudicial da dosagem elevada de L-carnitina pode dever-se principalmente à sua capacidade de se ligar ao Ca^{2+} , um ião vital necessário para o movimento dos espermatozóides. De facto, a L carnitina exibiu 13,8 e 40,1% de quelação de iões de cálcio a 0,075 e 0,75 mM, respetivamente.

De facto, deve ter-se em conta que, no corpo humano, várias enzimas requerem Ca^{2+} como co-fator para uma atividade óptima. Alguns exemplos dessas enzimas são as que estão envolvidas na cascata de coagulação do sangue, como a protrombinase e a tenase. Por conseguinte, concentrações reduzidas de Ca^{2+} podem reduzir a atividade destas enzimas e afetar a sua atividade. A suplementação com LC pode, assim, desacelerar a coagulação sanguínea ao diminuir o nível de cálcio não ligado.

Para além do efeito clínico da L Carnitina, os médicos devem estar conscientes do efeito prejudicial de uma dosagem elevada de L Carnitina e de que a melhoria dos parâmetros do esperma não deve ser alcançada através do aumento da dosagem.

1.6. Objetivo do estudo

1.6.1. Antecedentes

Encontrar a relação entre a utilização de L-carnitina e o tratamento da infertilidade num grupo de homens selecionados do centro de infertilidade de Nasiriya no hospital universitário Al-Husain.

1.6.2. Justificação

Muitos estudos falam do papel da L-carnitina na melhoria dos parâmetros do sémen nos pacientes que apresentam infertilidade. Assim, com este estudo, avaliamos o efeito da L-carnitina nos parâmetros do sémen, incluindo a contagem total e a motilidade dos espermatozóides no grupo selecionado de pacientes.

1.6.3. Resultados

A análise do líquido seminal foi efectuada antes do tratamento e depois de 3 meses de tratamento. Verificámos que há melhorias nos parâmetros do líquido seminal quando comparados com a linha de base antes do tratamento.

1.6.4. Conclusão

O presente estudo concluiu que a L-carnitina na dose diária

de 2 gm/dia durante 3 meses de tratamento tem uma melhoria positiva nos parâmetros de análise do líquido seminal.

Capítulo 2

Materiais e métodos

2.1. Doentes

Foram selecionados 64 doentes do centro de infertilidade de Nasiriya no hospital universitário Al_Hussein com infertilidade e o período de estudo foi prolongado de novembro de 2017 a abril de 2018, 10 dos 64 foram excluídos do estudo porque têm outras doenças com infertilidade como a varicocele e foram tratados com a dose de 2 gm/dia durante 3 meses consecutivos e os doentes foram selecionados com base nos critérios de inclusão e exclusão abaixo indicados :-

2.1.1. Critérios de inclusão

- Sexo: masculino.

- Idade compreendida entre 35 e 45 anos.
- Nenhuma outra doença associada.
- Nenhum outro medicamento.

2.1.2. Critérios de exclusão

- Ter doenças crónicas.
- Ter infecções do aparelho geniturinário.
- Utilizar terapia hormonal.

2.2. Conceção do estudo

Os pacientes foram examinados e diagnosticados pelo urologista consultor selecionado para terem infertilidade e têm visitas frequentes ao centro de infertilidade de Nasiriya no hospital universitário Al-Husain, depois foram entrevistados pela equipa do estudo e responderam às perguntas do questionador depois de assinarem o fórum de consentimento informado por escrito, onde fizeram a análise do fluido seminal como linha de base antes do início do tratamento com L-carnitina e depois de 3 meses de tratamento com 2gm/dia de L-carnitina, foi feita outra análise do fluido seminal para verificar as diferenças nos parâmetros de análise do fluido seminal.

2.3. Parâmetros de análise do líquido seminal

Foram colhidas duas amostras de líquido seminal de cada doente: a primeira amostra foi colhida antes do início do tratamento e a segunda foi colhida após um período de 3 meses de tratamento.

Os doentes foram expostos a 3 dias de ausência de relações sexuais antes da recolha de amostras e foram investigados os parâmetros, incluindo a conta total, a motilidade e o volume do líquido seminal.

Os parâmetros que foram examinados para a análise do fluido seminal foram a contagem total, o volume do fluido seminal e a percentagem de espermatozóides móveis activos.

Apêndice I: Consentimento informado por escrito

I ...., understand that this study is part of a research to investigate the benefits of L-Carnitine on the improvement on my seminal fluid analysis.

I taking part in this type of research as a volunteer and I understand that this participation will contribute to the advancement of medical knowledge.

I declare that my is voluntary without any kind of pressure and I understand that I can withdraw from this study at any time without any consequences. I/we know that the person to contact in case of need.

Signed by

Name:

Signature:

Date:

Apêndice II: Questionário aos doentes

Name:
Age:
Gender:
Body weight:
Address:
Mobile:
Occupation:
Smoking states:

2-Health state

For fertility how long:
Do you have child previously or not?
Hormones level (FSH, LH, Testerone)
Other associated diseases (chronic or acute)
Seminal fluid analysis:
Volume, account, motility, pH, presence of W.B.C.

3- Drug treatment

Drugs use (L- Carnitine)
Dose
Frequency
Brand
Duration
Dosage form.
Other drugs used by the patient
Any adverse event associated with the drugs

4- The response to treatment

Improvement situation (improve or not)
Level of the improvement
The time that need for improvement

Análise estatística

As comparações entre as medidas foram efectuadas através da análise de variância (ANOVA) utilizando o SPSS (Statistical Package of Social Sciences) versão 20. O teste t não pareado foi utilizado para testar a significância das alterações entre as diferentes variáveis. Uma diferença foi considerada estatisticamente significativa para um valor de p igual ou inferior a 0,05.

Capítulo 3

Resultados

3.1. Caraterísticas dos pacientes

Foram selecionados 64 doentes do centro de infertilidade de Nasiriya que receberam L- Carnitina quando frequentavam o centro no período de novembro de 2017 a abril de 2018.

A média de idade foi de 32,6 ± 5,07 anos e a média de duração da infertilidade foi de 5,6 ± 6,2 anos.

A análise foi efectuada através da investigação do volume do líquido seminal, da percentagem de concentração e da motilidade dos espermatozóides, de acordo com os procedimentos padrão da OMS.

3.2. Relação entre a L-Carnitina e o volume do líquido seminal.

Quando o volume do fluido seminal foi investigado,

verificou-se uma melhoria significativa no volume do fluido seminal quando se comparou o volume do fluido seminal antes e depois do tratamento, o volume médio do fluido seminal antes do tratamento foi de 1,16 ± 0,31 ml, enquanto que após 3 meses de tratamento com L- Carnitina a média do volume do fluido seminal foi de 1,44 ± 0,35 ml, o que significa que a melhoria foi significativa

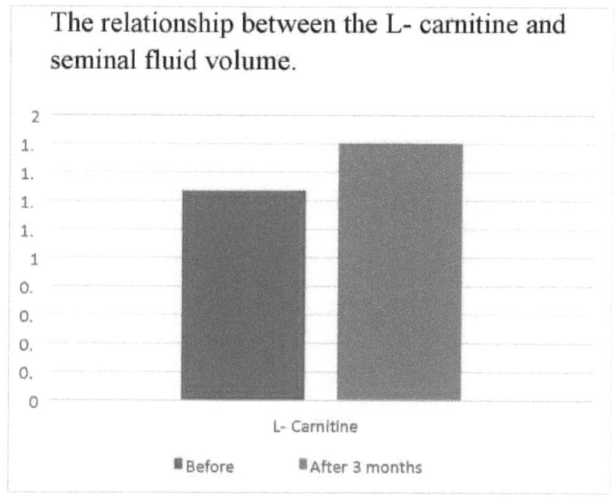

Sample Group	Mean ± SD before	Mean ± SD after 3 months
L- Carnitine	1.16 ± 0.31	1.44±0.35

3.3.Relação entre a L- Carnitina e a concentração de espermatozóides

Quando a concentração de esperma foi investigada, os resultados mostraram que há uma melhoria significativa na conta total de esperma, já que a média da conta total foi de 18,6 ± 4,96 M e, após três meses de tratamento com 2gm de L-Carnitina, a conta total foi melhorada para 22,38 ± 6,12 M, o que é estatisticamente significativo.

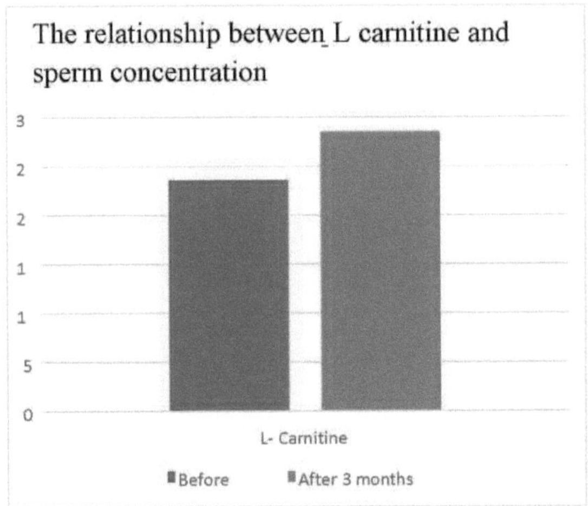

Sample Group	Mean ± SD before	Mean ± SD after 3 months
L- carnitine	18.6 ± 4.96 M	22.38 ± 6.12 M

3.4. Relação entre a L-Carnitina e a motilidade dos espermatozóides

Quando a motilidade total dos espermatozóides foi investigada, a média da motilidade dos espermatozóides foi de 27,6 ± 14,8 e, após o tratamento, a média da motilidade dos espermatozóides foi de 35,8 ± 19,3, o que melhorou significativamente.

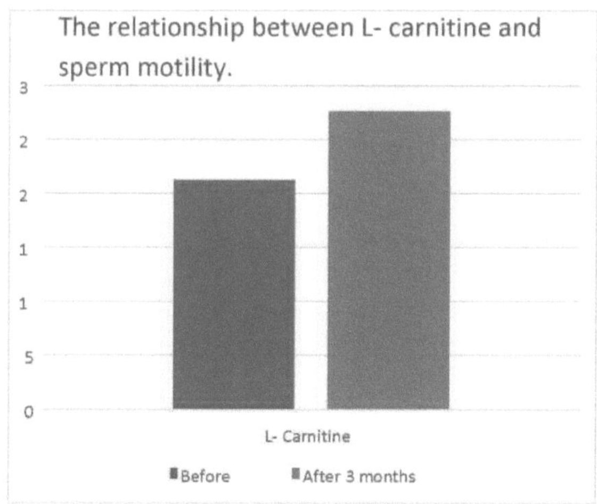

Sample Group	Mean ± SD before	Mean ± SD after 3 months
L-Carnitine	27.6 ± 14.8	35.8 ± 19.3

Capítulo 4

Discussão:

No início, como vimos acima, a importância do LC no metabolismo e maturação do esperma.

Em que a CL é ativamente transportada para o epidídimo pelos transportadores acima mencionados e depois para os espermatozóides por difusão passiva e o papel crucial da CL como co-fator para o transporte mitocondrial e a subsequente oxidação de ácidos gordos.

E a dependência do espermatozoide do ácido gordo como fonte de energia

Assim, de tudo isto podemos concluir que a LC pode ser significativamente benéfica para melhorar os parâmetros do esperma

Assim, qualquer deficiência em LC pode tornar os

espermatozóides não móveis (imaturos) ou pode aumentar o metabolismo dos espermatozóides devido à imaturidade, diminuindo assim a contagem e a concentração.

Outro papel importante da LC é o de antioxidante que protege o esperma de várias doenças oxidativas.

De acordo com os resultados da nossa investigação.

Podemos ver uma melhoria significativa no volume do fluido seminal após o uso de LC (de 1,16 ± 0,3 para 1,44 ± 0,35). E também, melhora na concentração de espermatozóides (de 18,6 ± 4,96 para 22,38 ± 6,12). E também, melhora na motilidade espermática (de 27,6 ± 14,8 para 35,8 ± 19,3).

Outros estudos efectuados em todo o mundo.

- M. Costa 1994 descobriu que há uma melhoria nos parâmetros do esperma em cem pacientes que receberam 3 g por dia de L-Carnitina oral durante 4 meses. Estudo realizado em quatro centros de infertilidade diferentes em Itália

Os resultados do estudo indicam que a L-carnitina é capaz de aumentar a motilidade dos espermatozóides, tanto de forma quantitativa como qualitativa.

Como a percentagem de espermatozóides móveis aumentou de 26,9 ± 1,1% para 37,7 ±

1,1%. e a velocidade média aumentou de 28,4 ± 0,6 µm s-1 para 32,5 ± 0,8 µm s-1 e o número total de espermatozóides ejaculados aumentou de 142,4 ± 10,3 × 106 para 163,3 ± 11,0 × 106

Os autores incluem que a administração oral de L Carnitina pode melhorar a qualidade do esperma, pelo menos em pacientes com astenozoospermia idiopática.

- Costa et al., em 1994, investigaram o papel da 1 carnitina administrada por via oral numa dose de 3 g/dia durante 4 meses por 100 pacientes com astenozoospermia idiopática, mostraram uma melhoria da motilidade espermática progressiva e total e um aumento da concentração espermática, confirmando, assim, uma vantagem real sobre a qualidade e a quantidade do sémen dos indivíduos tratados[11].

- Vitali et al., 1995 estudaram a eficácia do tratamento com l carnitina em47 pacientes inférteis há pelo menos 2 anos, com astenozoospermia idiopática. Para cada paciente inscrito no estudo, foram administrados oralmente 3 g/dia de l carnitina (divididos em três doses às refeições) durante 3 meses. No final do tratamento, 80% dos pacientes registaram uma melhoria significativa da motilidade dos espermatozóides.

- Gurbuz B1, et al 2003 Foi estudada a correlação entre a infertilidade e a qualidade do sémen com as concentrações de carnitina total no plasma seminal humano. As concentrações de carnitina total no plasma seminal foram determinadas em 79 homens.

Foi investigado o plasma seminal de 65 homens inférteis e

de 14 homens como grupo de controlo com fertilidade comprovada.

As concentrações de carnitina total foram significativamente reduzidas no grupo infértil em comparação com o grupo de controlo (31,52 +/- 20,77 vs.

45,52 +/- 10,73 mg/l, P<0,05).

Verificou-se uma correlação positiva estatisticamente significativa entre a concentração de carnitina total no plasma seminal e a contagem total de espermatozóides e a percentagem de formas normais (P<0,05 e P<0,01, respetivamente).

- Andrea Lenzi, 2013 fez um estudo em cem pacientes inférteis (idades 20-40 anos) com os seguintes critérios de esperma de base:
- concentração de 10-20 × 106/mL;
- motilidade total, 10%-30%;

- motilidade para a frente, <15%;
- formas atípicas, <70%;
- velocidade, 10-30 pt/s;

Estes doentes foram tratados com terapia com L-carnitina 2 g/dia e o desenho do estudo foi de 2 meses de washout, 2 meses de terapia, 2 meses de washout e 2 meses de terapia.

Foi observada uma melhoria estatisticamente significativa na qualidade do sémen após a terapia com L-Carnitina para a concentração de espermatozóides e para a motilidade total e direta dos espermatozóides. O aumento da motilidade dos espermatozóides para a frente foi mais significativo nos pacientes com valores iniciais mais baixos.

Recomendações de L-Carnitine:

- Para ser utilizado na subfertilidade masculina (pelo menos durante 2 meses).

- Para ser utilizado como profilaxia do cancro.

- Para utilizar com a terapia hormonal.

Capítulo 5

Referências

1. Abdel-Meguid TA (2012): Preditores de recuperação de esperma e recaída de azoospermia em homens com azoospermia não obstrutiva após o reparo de varicocele. J Urol 187: 222-228.
2. Ames BN, Liu J. Delaying the mitochondrial decay of aging with acetylcarnitine. Ann NY AcadSci 2004;1033:108-16.
3. Bach AC, Schirardin H, SihrMO .Storck D. Free and totalcarnitine in human serum after oral ingestion of L- carnitine. DiabeteMetab 1983;9:121-124 .
4. Brass EP, Hiatt WR. The role of carnitine and carnitine supplementation during exercise in man and in individuals with special needs. J Am CollNutr 1998;17:207-15.
5. Brass EP.Carnitina e medicina desportiva: uso ou abuso? Ann NY AcadSci 2004;1033:67-78.

6. Brass EP.Suplemento de carnitina e exercício. Am J ClinNutr 2000;72:618S-23S.
7. Bremer, J. (1 de outubro de 1983). "Carnitina - metabolismo e funções". Physiological Reviews. 63 (4): 14201480. doi:10.1152/physrev.1983.63.4.1420. ISSN 00319333. PMID 6361812.
8. Carey, W.D, et al (2011): current clinical medicine 2010, 2.ª edição, suanders Elsevier, 2010.
9. Carnitina: lições de cem anos de investigação. Ann NY AcadSci 2004;1033:ix-xi.
10. Colpi GM, et al (2005): Recuperação de espermatozóides para injeção intra-citoplasmática de espermatozóides em azoospermia não obstrutiva. MinervaUrolNefrol 57: 99107.
11. Costa M, Canale D, Filicori M, D'Iddio S, Lenzi A. L- carnitine in idiopathic asthenozoospermia: a multicenter study. Grupo de estudo italiano sobre carnitina e infertilidade masculina. Andrologia 1994;3:155-9.

12. Cruciani RA, Dvorkin E, Homel P, Culliney B, Malamud S, Shaiova

L, Fleishman S, Lapin J, Klein E, Lesage P, Portenoy R, Esteban-Cruciani N. L-carnitine supplementation for the treatment of fatigue and depressed mood in cancer patients with carnitine deficiency: a preliminary analysis. Ann NY AcadSci 2004;1033:168-76

13. Ferrari R, Merli E, Cicchitelli G, Mele D, Fucili A, Ceconi C. Efeitos terapêuticos da L-carnitina e da propionil-L-carnitina nas doenças cardiovasculares: uma revisão. Ann NY AcadSci 2004;1033:79-91.

14. Ferri,F.F,ed. ferris(2012): clinical advisor,1st .edition Mosbyelsevier.

15. Flanagan, Judith L; Simmons, Peter A; Vehige, Joseph; Willcox, Mark DP; Garrett, Qian (16 de abril de 2010). "Papel da carnitina na doença". Nutrição e Metabolismo. 7: 30. doi:10.1186/1743-7075-730. ISSN 1743-7075.PMC 2861661 3.

PMID 20398344.

16. Harmeyer, J. "The Phystiological Role of L-Carntine" (PDF). Informações Lohmann.

17. Hauser R, et al (1995). Fertilidade em casos de hipergonadotropia Fertile Sterile 63:631-636.

18. Hiatt WR.Carnitina e doença arterial periférica. Ann NY AcadSci 2004;1033:92-8

19. J Pak Med Assoc. 2011 Aug;61(8):732-6.

20. Jean's Handbook of Organic Chemistry: 2nd ed by George W. Gokel (2004)

21. Karlic, Heidrun; Lohninger, Alfred (1 de julho de 2004). "Suplementação de l-carnitina em atletas: faz sentido?". Nutrition. 20 (7-8): 709-715. doi:10.1016/j.nut.2004.04.003. ISSN 0899-9007.

22. L. Mongioi A. E. Calogero E. Vicari R. A. Condorelli G. I. Russo S. Privitera G. Morgia S. La Vignera (2016) .O papel da carnitina na infertilidade masculina. Página 1

23. L. Mongioi A. E. Calogero E. Vicari R. A. Condorelli G. I. Russo S. Privitera G. Morgia S. La Vignera (2016) .O papel da carnitina na infertilidade masculina. página 6-7

24. Lenzi A, Lombardo F, Sgr∂ P, Salacone P, Caponecchia L, Dondero F, Gandini L. Uso da terapia com carnitina em casos selecionados de infertilidade de fator masculino: um estudo cruzado em dupla ocultação. FertilSteril 2003;79:292-300.

25. Li B, et al.The effect of enteral carnitine administration inhumans. Am J ClinNutr 1992;55:838-845)

26. Martin-du-Pan RC, et al (1995).Aumento da hormona folículo-estimulante em homens inférteis. O aumento da FSH plasmática é sempre devido a um epitélio germinal danificado? Hum Report (8) 1940-1950.

27. Matalliotakis I, Koumantaki Y, Evageliou A, Matalliotakis G, Goumenou A, Koumantakis E. L- carnitine levels in the seminal plasma of fertile and infertile men: correlation with sperm quality. Int J FertilWomens Med 2000;45:236-40.

28.MatalliotakisI, et al, IntFertil Women Med 2000: 45(3): 236-40 .

29.Menchini-Fabris GF, Canale D, Izzo PL, Olivieri L, Bartelloni M. Free L-carnitine in human semen: its variability in different andrologic pathologies. FertilSteril 1984;42:263-7.

30.Mingrone G. Carnitine in type 2 diabetes. Ann NY AcadSci 2004;1033:99-107.

31.Conselho Nacional de Investigação. Food and Nutrition Board.Recommended Dietary Allowances, 10th Edition. National Academy Press, Washington, DC, 1989

32.Ng CM, Blackman MR, Wang C, Swerdloff RS.The role of carnitine in the male reproductive system. Ann NY AcadSci 2004;1033:177-88.

33.Patricia B. S. Celestino-Soper et al., A common X-linked inborn error of carnitine biosynthesis may be a risk fator for nondysmorphic autismo, PNAS 109(21), 2012, pp.7974-7981.

doi:10.1073/pnas.1120210109,http://www.pnas.org/content/109 /21/7974.full

34. Rebouche C J, et al .J Nutr 1991;121:539-546.

35. Rebouche CJ. Carnitina. In: Modern Nutrition in Health and Disease, 9th Edition (editado por Shils ME, Olson JA, Shike M, Ross, AC). Lippincott Williams and Wilkins, Nova Iorque, 1999, pp. 505-12.

36. Os investigadores investigam a possível ligação entre a deficiência de carnitina e o autismo, https://medicalxpress.com/news/2017-07-link-carnitinedeficiency-autism.html

37. Sigman M, Glass S, Campagnone J, Pryor JL.Carnitine for the treatment of idiopathic asthenospermia: a randomized, double-blind, placebo-controlled trial. FertilSteril 2006;no prelo.

38. Strijbis, Karin; Vaz, Frederic M.; Distel, Ben (1 de maio de 2010). "Enzimologia da via de biossíntese da carnitina". IUBMB Life. 62 (5): 357-362.

doi:10.1002/iub.323. ISSN 1521-6551.

39. Fundação de cuidados urológicos. Linthicam, MD 21090

40. Vicari E, Calogero AE.Effects of treatment with carnitines in infertile patients with prostato-vesiculo- epididymitis. Hum Reprod 2001;16:2338-42.

41. Vitali G, Parente R, Melotti C. Carnitine supplementation in human idiopathic asthenospermia: clinical results. Drugs ExpClin Res 1995;21:157-9.

42. Análise do esperma da OMS (2017).

43. Organização Mundial de Saúde. WHO Laboratory Manual for the Examination and Processing of Human Semen, 5ª edição. 2010

44. Organização Mundial de Saúde. WHO Manual for the Standardized Investigation and Diagnosis of the Infertile Couple2000, Cambridge University Press: Cambridge

45. Organização Mundial de Saúde. WHO Manual for the Standardized Investigation and Diagnosis of the Infertile

Couple.2000, Cambridge University Press: Cambridge

46. Organização Mundial de Saúde. Manual da OMS para a padronização de
Investigation and Diagnosis of the Infertile Couple2000, Cambridge University Press: Cambridge

47. Z.Pal etal The Journal of Nutritional Biochemistry .Volume 12, Issue
5, maio de 2001, Páginas 254-257

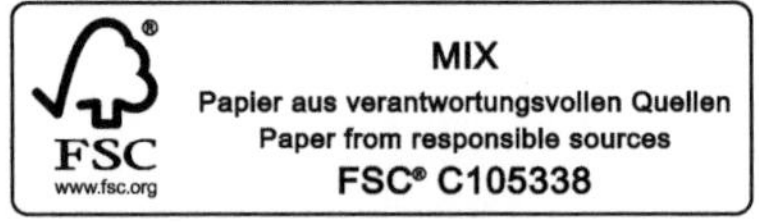

Printed by Books on Demand GmbH, Norderstedt / Germany